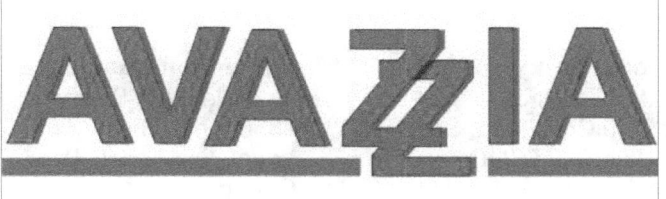

Best-Pro 1™

Appareil de Biofeedback

Manuel d'utilisateur

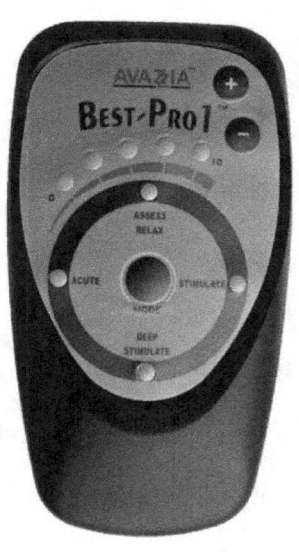

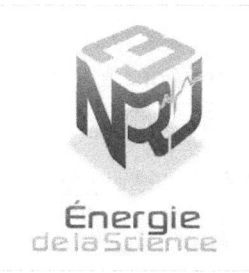

Énergie
de la Science

Production:
AVAZZIA, Inc.
13140 Coit Road, Suite 515
Dallas, TX 75240
USA

Traduction française :
Énergie de la Science – NRJ3
7658, boul. Saint-Martin Ouest
Laval, Québec, H7X 1A5
Canada

Modèle: BEST-AV1, Appareil N/S BP04238-103
Manuel d'utilisateur N/S 75005-0001 Révision NRJ3

 Cet appareil est classé et certifié comme appareil de classe II avec Biofeedback.

 Lire toutes les instructions avant usage.

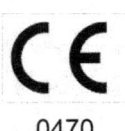 Cet appareil a été certifié et rencontre les normes de sécurité et de qualité CE pour les produits médicaux.

0470

Table des Matières

Mesures de Sécurité

Lire toutes les instructions avant d'utiliser l'appareil. Cet appareil devrait seulement être utilisé pour l'usage qui a été recommandé.

DANGER:
L'appareil peut générer un signal de sortie pouvant aller jusqu'à 450 Volts. Pour éviter une irritation cutanée ou une brûlure, ne pas utiliser l'appareil pour une période prolongée sur un même endroit du corps, ou en dormant. Une mauvaise utilisation pourrait résulter en risque d'incendie.

Contre-indications

Toute forme de Neurostimulation est vivement déconseillée en présence de :
- Douleur non diagnostiquée.
- Implant électronique, stimulateurs cardiaques (risque d'interférence).
- Cardiopathie, arythmie, insuffisance cardiaque, tuberculose.
- Région des yeux, des sinus carotidiens (gorge), de la poitrine (cage thoracique, chez les patients cardiaques).
- Organes reproducteurs ou parties génitales.
- Grossesse (premier trimestre) : région abdominale et lombaire.
- Cancer dans la zone à traiter, malignité, néoplasie connue ou suspectée.
- Exacerbation d'une condition inflammatoire chronique.

- Tissus infectés, nerfs superficiels en régénération, ostéomyélite sous-jacente, peau endommagée ou à risque sauf si la stimulation vise la cicatrisation des tissus.
- Radiothérapie récente, fracture instable, état hémorragique ou à risque.
- Démence, épilepsie (ne pas appliquer sur la région du cou), troubles cognitifs ou de communication, troubles circulatoires, phlébite active, thrombose veineuse profonde.
- Trouble sensoriel, perte de sensibilité.
- Transcrânienne appliquée sans la formation requise.

Avertissements

La stimulation délivrée par ce dispositif peut être suffisante pour causer une électrocution. Le courant électrique de cette ampleur ne doit pas circuler à travers le thorax, car il peut provoquer une arythmie cardiaque.

La sécurité des appareils d'électrostimulation pour une utilisation pendant la grossesse ou la naissance n'a pas été établie.

Le dispositif n'est pas efficace pour les douleurs d'origines centrales telles que maux de tête.

L'appareil ne doit être utilisé que sous la surveillance continue d'un médecin.

Ce dispositif n'a aucune valeur curative.

L'appareil provoque un traitement des symptômes et pourrait supprimer la sensation de douleur qui, autrement, sert de mécanisme de protection de l'organisme.

Les effets à long terme de la stimulation électrique chronique sont inconnus.

La stimulation ne devrait pas être appliquée sur les nerfs du sinus carotidien.

La stimulation ne devrait pas être appliquée sur le cou ou la bouche. Un spasme sévère des muscles du larynx et du pharynx peut se produire, et les contractions peuvent être assez fortes pour fermer la voie aérienne ou entraîner une difficulté à respirer.

La stimulation ne devrait pas être appliquée sur le thorax puisque l'introduction d'un courant électrique dans le cœur peut provoquer des arythmies cardiaques.

NE PAS placer les électrodes de chaque côté de la tête, de manière à ce qu'un courant transcrânien ne s'effectue.

La stimulation ne devrait pas être appliquée sur des zones infectées, gonflées ou inflammées ou des éruptions cutanées telles que phlébite, thrombophlébite, varices, etc.

La stimulation ne devrait pas être appliquée sur ou à proximité de lésions cancéreuses.

Gardez l'appareil hors de portée des enfants. Ce n'est pas un jouet. Il ne doit pas être utilisé comme une arme.

Les équipements de surveillance électronique, tels que les moniteurs ECG et les alarmes ECG, peuvent ne pas fonctionner correctement lorsque la stimulation périphérique est en cours d'utilisation.

Les électro-impulsions peuvent interférer avec les stimulateurs cardiaques et / ou d'autres appareils électroniques et d'équipements radiologiques.

Précautions

L'efficacité est fortement dépendante de la sélection des sujets par une personne qualifiée dans la gestion de la douleur.

Ne pas utiliser l'appareil sur des personnes qui peuvent être sous l'influence de l'alcool ou autres drogues, sur le globe oculaire, ou sur les vaisseaux qui peuvent contenir un caillot de sang.

Il faut être prudent pour les personnes ayant des problèmes cardiaques suspectés ou diagnostiqués.

Il faut être prudent pour les personnes souffrant d'épilepsie suspectée ou diagnostiquée.

Des précautions doivent être utilisées en présence des éléments suivants:
a) Quand il y a une tendance à l'hémorragie suite à un traumatisme aigu ou des fractures;
b) Suite aux récentes procédures chirurgicales où la contraction musculaire peut perturber le processus de guérison;
c) Sur l'utérus d'une femme enceinte ou en période menstruelle;
d) Sur les zones de la peau qui manquent de sensation normale.

Ne pas utiliser l'appareil lors de l'opération de machineries ou d'un véhicule.

Utilisez l'appareil uniquement avec des électrodes intégrées ou avec des fils et des électrodes recommandés par le fabricant pour éviter les risques de blessures.

Certaines personnes peuvent ressentir une irritation cutanée ou une hypersensibilité due à la stimulation électrique. L'irritation peut généralement être réduite en utilisant un support conducteur de remplacement ou en plaçant les électrodes de manière alternative.

La position des électrodes de stimulation et les paramètres devraient être fondés sur les conseils du praticien prescripteur.

Les résultats de l'utilisation peuvent être influencés par l'état psychologique de la personne ou si elle utilise des drogues.

L'appareil n'est pas un dispositif pour sauver des vies.

Ne pas utiliser dans ou près de l'eau. Ne faites pas fonctionner si l'appareil a été endommagé. Ne faites pas fonctionner si le boîtier est endommagé. Ne pas utiliser si l'appareil ne fonctionne pas correctement.

Réactions indésirables

Des irritations cutanées et des brûlures par électrodes ont été rapportées. Pour réduire les risques de brûlures au niveau de la peau, gardez toujours les électrodes en contact direct avec la peau durant l'utilisation.

Best-Pro 1™ Appareil de Biofeedback

L'appareil n'est pas un remplacement pour les soins de santé d'un professionnel. Cet appareil est un appareil de micro-courant avec Biofeedback pour le soulagement symptomatique et la gestion de la douleur chronique, réfractaire, et le traitement d'appoint dans le traitement des douleurs post-opératoires et post-traumatiques.

Les appareils BEST ™ fournissent un signal interactif et des sonneries pour indiquer quand les résultats souhaités sont obtenus et lorsque les quantités mesurées de temps ont passé.

Les lumières DELs sur l'appareil BEST ™ indiquent le niveau de puissance et la sélection de mode.

Les appareils de Biofeedback Best-Pro 1 ™ utilisent la technologie BEST ™ dans un format facile à utiliser, fonctionnant sur piles, un appareil médical de poche pouvant être utilisé uniquement avec une ordonnance valide d'un médecin aux États-Unis.

Technologie BEST ™

Les appareils BEST ™ sont portatifs, fonctionnent à piles et appliquent une électrostimulation avec Biofeedback sur la peau. Comme le corps réagit aux impulsions électroniques du BEST ™, le signal est automatiquement ajusté et affiné pour une efficacité maximale.
Les DELs sur la face de l'appareil indiquent la force et le mode de sélection.

Best-Pro 1™ Diagramme de l'appareil de Biofeedback

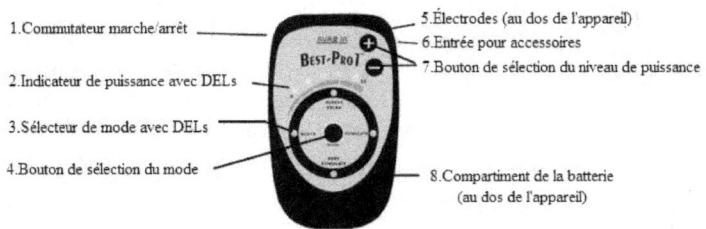

1. Commutateur Marche / Arrêt – Glisser le commutateur sur le côté pour ouvrir et fermer l'appareil.

2. Indicateur de puissance avec DELs – Les lumières à DELs s'allument lorsque la puissance est augmentée. À faible puissance, aucune lumière n'est allumée. Comme la puissance est augmentée, la première DEL commence à clignoter. L'augmentation de la puissance augmentera la fréquence de clignotement jusqu'à ce que la diode soit allumée complètement. Ce processus se poursuit jusqu'à la puissance maximale soit appliquée. La plupart des applications ne nécessitent pas la puissance maximale. La puissance maximale peut provoquer des douleurs si mal utilisée.

3. Sélecteur de mode avec DELs - Quand une sélection est effectuée, la DEL s'allume, l'électrostimulation est émise au niveau des électrodes. Le voyant clignote à une fréquence d'émission d'impulsions.

4. Bouton de Sélection du mode - Appuyez sur le sélecteur de mode pour sélectionner le mode de fonctionnement désiré. Changer de mode n'influence pas le niveau de puissance.

5. Électrodes sur le dos de l'appareil - L'impulsion d'électro-massage est appliquée à travers les électrodes sur le dos de l'appareil.

6. Entrée pour accessoires – Insérez les accessoires ici.

7. Bouton de sélection du niveau de puissance - Appuyez sur le commutateur de sélection Niveau de puissance pour sélectionner le niveau de puissance désiré. Appuyez sur (-) pour diminuer la puissance. Appuyez sur (+) pour augmenter la puissance.

8. Compartiment de la batterie - Utilisez des piles de bonne qualité.

Utilisation de votre appareil

Pour appliquer un traitement, il suffit de suivre ces étapes faciles.

1. Vérification de sécurité avant l'utilisation en vérifiant les contre-indications, les avertissements et les précautions.

2. Si un accessoire est utilisé, connectez l'accessoire à l'aide du fil au port accessoire.

3. Faites glisser le commutateur marche / arrêt, vers la position «on». Vous verrez les trois DELs les plus à droite s'illuminer et vous entendrez une tonalité lors de l'initialisation du périphérique.

4. Sélectionnez le mode désiré en appuyant sur la touche mode jusqu'à ce que l'indicateur du mode désiré soit allumé.

5. Appliquez les électrodes sur la peau.

6. Ajustez la puissance de l'appareil à un niveau confortable avec les boutons (+) et (-). Si

l'électrostimulation est inconfortable ou si vous ressentez de fortes piqûres, diminuez la puissance de l'appareil en utilisant la touche (-). La DEL indique le réglage de la puissance relative du niveau.

7. Appliquez un traitement pour la durée désirée.

8. Éteignez votre appareil lorsque vous avez terminé avec la thérapie.

9. Conservez dans un endroit frais et sec de 0 ° C à 70 °C. Gardez loin des enfants. Suivez les précautions de sécurité.

Tonalités sonores comprennent:

• 30 secondes (1 signal).

• Bip 2 minutes (signal double).

• Un son en application en mode RELAX / ASSESS indique le commencement du traitement.

• Un son plus long en mode ASSESS indique le progrès du traitement.

• Un bip continu indique l'état de pile faible.

Le son et les lumières DELs des modes sont des signaux qui peuvent être utilisés par le praticien ou par l'utilisateur pour indiquer la progression du traitement.

Best-Pro 1™ Modes Opératoires

Best-Pro 1™ appareil de Biofeedback opère dans 4 modes de fonctionnement et le mode Pause.

Lorsque les paramètres de l'appareil ne sont pas modifiés pendant 60 minutes, l'appareil devient inactif en mode Pause. Pour réactiver l'appareil, appuyez simplement sur la touche de puissance (+) ou (-) une fois, ou éteignez l'appareil et rallumez-le.

Les quatre modes de fonctionnement: **1) Relax / Assess 2) Stimulate 3) Deep Stimulate 4) Acute**.

Relax / Assess est un mode à double objectif. Le même mode est utilisé dans le traitement par le praticien des soins de santé afin de déterminer la réaction initiale à la position de contact sur le patient. Cette information peut être utilisée par le praticien pour l'évaluation.

Pour le traitement, il est utilisé comme un mode de détente pour le soulagement de la douleur. Une séance typique peut durer de 2 à 15 minutes sur un endroit du corps donné et l'indication de fin du traitement est donnée par le son de longue durée et des 4 lumières clignotantes des modes.

Dans le mode Relax / Assess, les DELs de puissance ont un double objectif dans le mode Relax / Assess. Lorsque les touches (+) ou (-) sont pressées, le niveau de puissance est indiqué. Lorsque les boutons (+) ou (-) ne sont pas appuyés, ces DELs s'éteignent jusqu'à ce que l'électrode soit appliquée sur le tissu cutané. Les DELs indiquent alors la réaction initiale.

Par conséquent, il est normal que les DELs de puissance restent éteintes, même si la puissance a été fixée.

La réaction initiale peut être utilisée par le praticien des soins de santé ou par l'utilisateur afin de déterminer l'emplacement optimal de traitement.

La réaction initiale offre une information objective pour l'analyse énergétique. Lorsque l'appareil n'est pas en contact avec la peau, les indicateurs ne sont pas allumés.

Si l'appareil n'est pas en contact avec la peau, que l'appareil est en mode Relax / Assess et qu'un indicateur de réaction initiale est allumé, il est nécessaire de calibrer l'appareil. Pour étalonner l'appareil, il suffit de maintenir enfoncés les 2 boutons (+) et (-) simultanément pendant 1 seconde. La calibration en plein air sera alors effectuée.

Lorsque l'appareil est placé sur la peau, les indicateurs de réaction initiale sont affichés tels que:
1ère lumière : indique une lecture initiale très faible
2e lumière : faible lecture initiale
3e lumière : lecture initiale normale
4e lumière : indique une haute lecture initiale
5e lumière : indique une lecture initiale très élevée

Si l'appareil est sur la peau, que le mode sélectionné est Relax / Assess et que l'indicateur de réaction initiale n'est pas allumé, il est possible que la peau soit plus sèche que l'air ambiant. Dans ce cas, une application très légère de la lotion est recommandée afin d'humidifier la peau avant l'application. Notez que l'application sur la peau doit être uniforme. Notez également que la peau humide peut être plus sensible, et nécessite donc moins d'énergie pour éviter l'application inconfortable de la technologie BEST.

AVAZZIA © 2011, traduction française par NRJ3

Utilisation de la Réaction Initiale. L'appareil Best-Pro 1 a été conçu pour stimuler le «changement». Une réduction de la douleur est un changement dans le niveau de douleur. Un des objectifs du mode Relax est d'apporter des changements aux zones impliquées. Une zone de douleur est «différente» des autres régions.

Des exemples pratiques
Accent sur la thérapie de zones de différences:

• Zones de la douleur aiguë ou chronique.
• Zones d'un œdème.
• Zones qui sont collantes lorsque les électrodes sont déplacées.
• Zones qui lorsque l'appareil est déplacé, ont un ronronnement ou un bourdonnement nettement plus silencieux que les zones environnantes.
• Zones d'une lecture plus ou moins élevée que les autres régions RI.

Objectifs thérapeutiques: Changement

• Réduction de la douleur - utilisez au besoin pour réduire la douleur.
• Réduction de la zone collante – balayage de la zone jusqu'à ce que l'adhérence soit enlevée, ou environ de 5 à 10 minutes.
• Réduction des rougeurs.
• Appareil sonne quand le progrès thérapeutique est complété en mode Relax / Assess.
• Volume normal de ronronnement de l'appareil.
• Les tissus deviennent plus sensibles au niveau de puissance de sortie de l'appareil et la puissance doit être réduite.

Ces changements indiquent le progrès thérapeutique.

Après le traitement avec le mode Relax / Assess, poursuivez avec le mode de stimulation (Stimulate) ou le mode de stimulation profonde (Deep Stimulate).

Stimulate et Deep Stimulate sont des modes de stimulation par micro-courant. Appliquez directement sur la peau de 5 à 10 minutes 2 à 3 fois par jour. Le temps de traitement typique est de 5 à 10 minutes ou plus, comme indiqué. Le traitement peut être appliqué jusqu'à une heure à la fois toutes les 3 à 4 heures au besoin.

Les paramètres du mode aigu (ACUTE) peuvent être utilisés pour la douleur aiguë ou pour des applications spécialisées dirigées par votre praticien. Le mode ACUTE peut généralement être appliqué pendant 15 à 20 minutes à quelques heures d'intervalles, si nécessaire.

Applications de base

La meilleure thérapie consiste en 4 étapes:
1. Trouvez un réglage de puissance confortable.
2. Utilisez le mode Assess pour déterminer les premières réactions.
3. Appliquez le mode Détente (RELAX) dans une position stationnaire jusqu'à ce qu'il sonne à chaque position pour toutes les réactions initiales élevées.
4. Appliquez STIMULATE ou DEEP STIMULATE pendant 2 minutes à chaque endroit de réaction initiale faible.
5. Appliquez le mode Détente (RELAX) en utilisant une méthode de balayage et travaillez sur toutes les zones collantes.
6. Le mode ACUTE peut être appliqué pour des blessures récentes.

AVAZZIA © 2011, traduction française par NRJ3

Voici une description détaillée de chacune de ces étapes :

1. Trouvez un réglage de puissance confortable. Placez les électrodes sur la peau pour choisir un niveau de puissance qui se fait sentir, mais pas inconfortable. Une sensation de picotement doit être ressentie.

2. Utilisez le mode ASSESS pour déterminer les réactions initiales
Si la réaction initiale est dans la fourchette normale, soulevez l'appareil de la peau, et le placer sur la peau sur l'emplacement suivant.

Si la réaction initiale est dans le haut de la gamme des lumières, tenir l'appareil en place sur la peau jusqu'à ce qu'une cloche se fasse entendre et qu'un anneau de lumières clignote. Après la sonnerie, soulevez l'appareil de la peau et le placer sur la peau à l'emplacement suivant.

Si la réaction initiale est dans la gamme des lumières basses, utilisez le mode STIMULATE ou DEEP STIMULATE pendant 2 minutes.

Notez que pour réduire le temps de l'application totale, le mode RELAX peut être appliqué seulement sur la plus haute des lectures de réaction initiale et le mode STIMULATE peut être appliqué seulement à l'emplacement de la plus basse réaction initiale.

Certains protocoles de traitement avancés peuvent être appliqués. Ces protocoles sont à l'extérieur de la couverture de ce manuel d'instruction. S'il vous plaît, contactez votre distributeur pour plus d'informations.

Le mode d'évaluation (ASSESS) est souvent bénéfique en aidant à la réduction du nombre de séances de relaxation. Par exemple, les instructions pour le traitement peuvent inclure l'application du mode relaxation à 5 endroits: le point central d'application, à droite et à gauche, au-dessus et en-dessous du point central. Le traitement peut aussi s'effectuer dans d'autres zones connexes du corps telles que les zones réflexes, les horizontales et les symétriques. Cependant, avec le mode ASSESS, après que la relaxation initiale soit appliquée sur le point central de l'application, il suffit de vérifier les réactions initiales des lectures avoisinantes afin de déterminer si l'un des endroits adjacents requiert une autre application du mode RELAX. Si les lectures sont plus basses, alors aucune demande de relaxation n'est indiquée. Si toutes les lectures de réactions initiales sont plus faibles, alors l'application de relaxation subséquente ne sera pas nécessaire et la prochaine étape serait la stimulation (STIMULATE) ou la stimulation profonde (DEEP STIMULATE) pendant 2 minutes.

3. Mode de relaxation en position stationnaire. Lever et replacer l'électrode sur la zone d'application et tenir immobile jusqu'à ce que le dispositif émette une cloche et que l'anneau de lumières apparaisse indiquant le progrès de la relaxation. Lorsque l'appareil sonne, toutes les 4 DELs s'allument, vous donnant une indication visuelle dans le cas où vous n'entendez pas la sonnerie.

Répétez ce processus dans les régions reliées aux douleurs musculaires mineures ou aux douleurs. Il s'agirait notamment:
a. des zones entourant immédiatement la zone d'application;
b. la zone symétrique de l'autre côté du corps;

c. la zone de la colonne vertébrale horizontale au point d'inconfort (pour les bras et les mains cela serait C7 sur la colonne vertébrale, et pour les jambes et les pieds, ce serait la partie inférieure de la colonne vertébrale).

Parfois, il faudra une minute ou deux pour atteindre la fin de la séance avec l'apparition de l'anneau lumineux. Parfois, il peut prendre 20 minutes. S'il vous plaît, attendre patiemment l'anneau de lumières sans retirer l'unité de la peau ni changer le niveau de puissance.

Appliquez l'appareil aux endroits connexes, y compris du côté opposé du corps et de l'endroit lié à la colonne vertébrale. Typiquement, le temps total alloué à ce processus peut être de 10 à 15 minutes.

4. Appliquer la stimulation ou le mode de stimulation profonde. Placez les électrodes sur la zone d'inconfort pour sélectionner un niveau de puissance qui est certainement senti et confortable. La sensation de picotement se fera sentir croissante et décroissante puisque les signaux sont variés dans ces modes spécifiques. Prenez note du niveau de puissance des DELs.

Le temps de traitement dans ce mode dépend du niveau de puissance qui est juste au niveau inférieur à confortable.

Si seulement une DEL est allumée, maintenir la position pendant 2 minutes. Répétez ce processus au niveau du rachis et au niveau opposé du corps.

Si plus d'une diode est allumée, alors maintenez l'appareil en place au moins 2 minutes ou jusqu'à ce que le picotement devienne inconfortable. Réduire le niveau de puissance et continuer à maintenir en place. Répétez jusqu'à ce que seulement 1 diode soit allumée.

Une fois que la sensation de l'appareil passe de confortable à inconfortable pour une première fois, le prochain changement survient généralement tôt. Appliquez un minimum de 2 minutes et un maximum de 10 à 15 minutes au total. Lorsque plusieurs DELs sont allumées, le changement nécessite généralement plus de 5 minutes.

5. Mode de relaxation – Balayage de la région.
Maintenant, placez les électrodes sur la peau et balayez dans toutes les directions sur la zone d'application. Si l'appareil semble "coller" à la peau, continuez de balayer la zone avec des mouvements dans toutes les directions jusqu'à ce que les adhérences disparaissent, ce qui signifie un bon progrès.

NOTEZ BIEN QUE lors du balayage en Mode RELAX, les sons et l'anneau de lumières ne sont pas valides parce que l'appareil est déplacé.

Exemple: Application de Relaxation sur le pied

Étape 1. Appliquez le mode de Relaxation à l'endroit de la réaction initiale la plus élevée (indiquer par l'affichage de la lumière la plus à droite sur l'appareil) et attendre la cloche et l'anneau de lumières. Exemple ici le #5

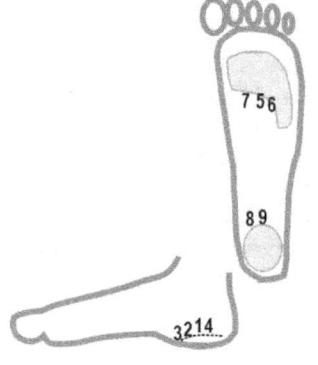

Étape 2. Balayage de la région ayant la plus haute lecture initiale dans toutes les directions en mode relaxation. (On balaie ainsi les régions #5, #6 et #7)

Étape 3. Comparez la zone traitée avec les régions avoisinantes. (ex. comparez zone 5-6-7, avec zone 8-9 et zone 1-2-3-4)

Étape 4. Appliquez le mode de Relaxation de nouveau sur la zone de lecture initiale la plus élevée.

Étape 5. Terminer la procédure avec le mode Stimulation pour 2-4 min sur la région de plus haute lecture initiale.

Exemple: Relaxation sur une zone spécifique du DOS

Exemple: Point d'application en commençant par le point 1.

Étape 1. Appliquez le mode de Relaxation à la position indiquant le plus haut niveau de la lecture initiale jusqu'à l'obtention de la cloche et de l'anneau de lumières. Continuez aux autres points dans l'ordre.	**Étape 2**. Balayage en mode de Relaxation tel qu'indiqué. Balayez chaque zone collante dans toutes les directions. NE PAS CROISER LA COLONNE VERTEBRALE

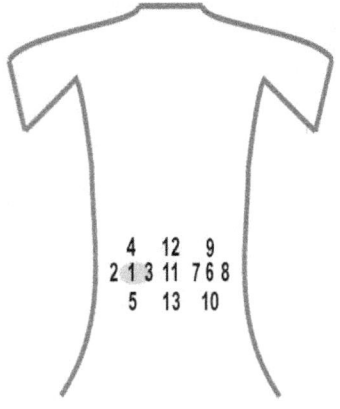

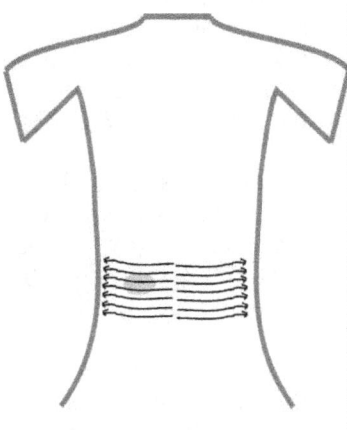

Étape 3. Appliquez le mode Stimulate ou Deep Stimulate à la position 1 pour 2 à 4 minutes. Un rappel que l'appareil émet un son à chaque 2 minutes automatiquement.

Appliquez aussi la Stimulation aux endroits collants.

Accessoires

Plusieurs accessoires peuvent être utilisés à la place de l'électrode principale.

Seulement des électrodes, des fils et des sondes approuvés par le manufacturier peuvent être utilisés pour des raisons de compatibilité avec l'appareil et pour éviter des risques de blessures ou de court-circuit.

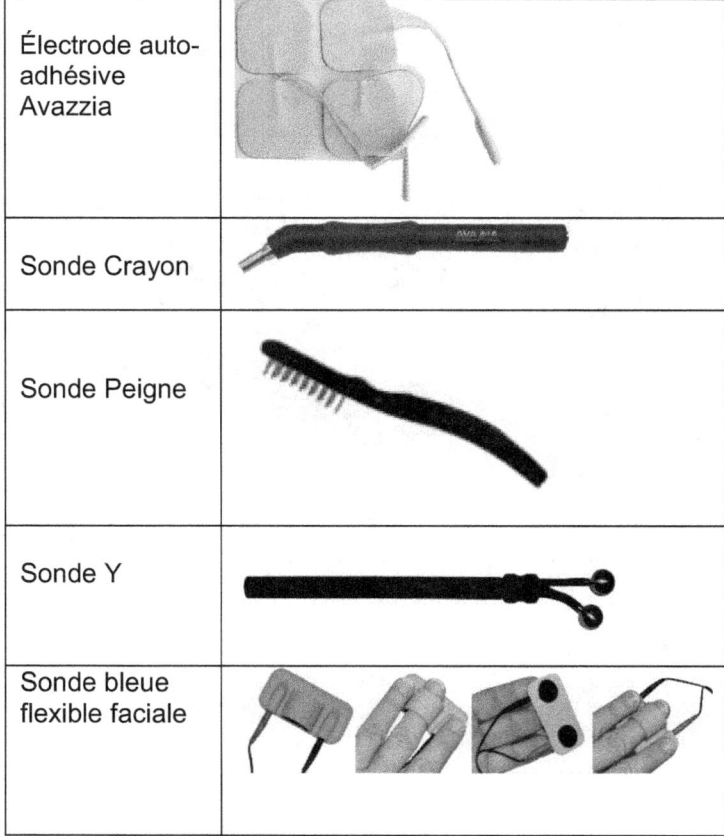

Électrode auto-adhésive Avazzia	
Sonde Crayon	
Sonde Peigne	
Sonde Y	
Sonde bleue flexible faciale	

Électrode flexible Clip pour oreille	
Électrodes conductrices: Bas, manche, jambes, mains	
Enveloppes conductrices avec velcro pour : tunnel carpien, bras, jambes, dos, genoux, chevilles, coudes	

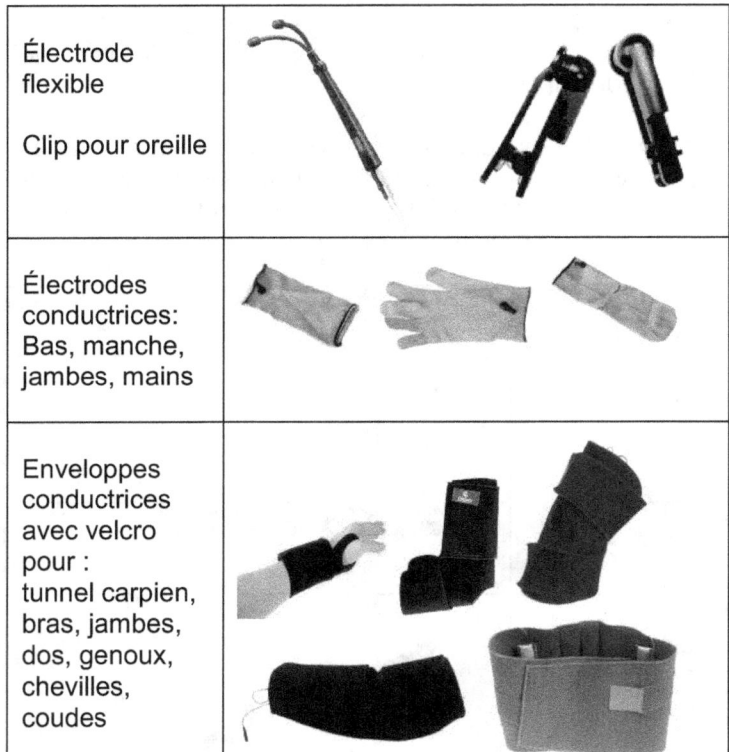

Les électrodes et les accessoires sont connectés à l'appareil en branchant le fil dans le port accessoire sur le côté de l'appareil.

Notez qu'un connecteur mal inséré peut causer des dommages au port accessoire. Un connecteur partiellement inséré ayant été poussé, frappé ou autrement pressé peut provoquer la rupture à l'intérieur du port accessoire. Ce type de dommage n'est pas un défaut du fabricant et n'est pas couvert par la garantie.

Lorsque la prise du port accessoire est endommagée, la sortie vers l'électrode principale ainsi que celle pour les accessoires sont déconnectées.

Les électrodes aux gels ne sont pas utilisées avec votre appareil Avazzia.

Itinéraire pour la thérapie utilisant des sondes / électrodes.

La thérapie de base consiste en les étapes suivantes:

1. Fixez le fil à l'appareil à la prise accessoire.
2. Attachez une électrode auto-adhésive pour chacun des fils de plomb.
3. Allumez l'appareil en utilisant le bouton latéral.
4. Appuyez sur le signe moins (-) pour s'assurer que la puissance est au plus bas réglage.
5. Placez une électrode sur un côté de la zone à traiter.
6. Placez l'autre électrode de l'autre côté de la zone à traiter.
7. Appuyez sur le signe plus (+) pour trouver un réglage de puissance confortable.
8. Appliquez un traitement pour le temps recommandé.

Nettoyage de votre appareil

Toujours nettoyer l'appareil en position d'arrêt.

Frottez l'alcool sur les électrodes pour désinfecter et éliminer les huiles du corps qui peuvent causer de l'oxydation dans le métal de l'électrode.

Essuyez avec un chiffon propre et humide pour enlever la saleté.

Dépannage

Vérifiez à toujours avoir de bonnes piles.

Si l'appareil ne semble pas fonctionner correctement, remplacez les piles par des piles de bonne qualité.

Si aucune sensation de sortie ne se fait sentir, remplacer par de nouvelles piles de bonne qualité. Rappelez-vous que dans certains cas, tels que le traitement de la peau épaisse ou un engourdissement, une sensation peut ne pas se faire sentir. Ceci est normal et devrait être traité comme si la sensation est ressentie. A faible puissance, essayez l'appareil sur une autre partie plus sensible du corps pour confirmer la sensation de massage.

Vérifiez pour une entrave à la connexion de la pile ou des électrodes.
Notez que l'emballage en plastique transparent doit être retiré des nouvelles piles. Parfois, un emballage peut être très serré, ce qui est difficile à voir lorsqu'il est enroulé sur de nouvelles piles.

Notez que tous les autocollants de protection doivent être enlevés à partir de l'électrode principale.

Vérifiez la bonne connexion des piles.
Si la sensation de sortie n'est toujours pas détectée, assurez-vous de la bonne connexion des piles. Vous pouvez le faire en enlevant le couvercle du compartiment des piles. Puis, avec l'appareil en position ON, essayez de bouger une des piles en arrière. Si les voyants s'allument ou clignotent, il s'agit de replacer les connecteurs de la batterie en les tirant doucement et légèrement vers l'extérieur pour assurer un bon contact.

Contactez Avazzia (Services en Anglais).
Visitez leur site Web à www.avazzia.com

Contactez NRJ3 (Services en Français)
Si vous avez d'autres questions opérationnelles, s'il vous plaît, visitez notre site web à www.NRJ3.com
et sélectionnez ***Contactez-nous*** pour soumettre vos coordonnées et vos questions.

Garantie

Les appareils BEST d'Avazzia sont vendus avec une garantie limitée d'un an de garantie contre les vices de matériel ou de fabrication. Notre responsabilité est limitée au remplacement ou à la réparation de produits seulement, à la discrétion du fabricant.

Le terme de garantie est de 12 mois à compter de la date d'achat. Un reçu est nécessaire pour la validation de la garantie et les réparations.

Les achats d'appareils Avazzia faits par un distributeur ou un revendeur agréé doivent être retournés au distributeur ou revendeur pour le soutien de la garantie.

Instructions pour retour de marchandises

Inclure les renseignements suivants dans votre correspondance au distributeur ou revendeur autorisé:

i. Nom et Adresse complète,

ii. Retour adresse de livraison si différente (les boîtes postales ne sont pas autorisées),

iii. Téléphone de jour, numéro de cellulaire, courriel,

iv. Lieu d'achat et Date d'achat.

v. Raison du retour (S'il vous plaît, donner autant d'informations que possible pour nous aider à déterminer le problème avec votre appareil.)

Les réparations sous garantie peuvent exiger de 4 à 6 semaines pour le retour.

La garantie devient invalide lorsque:

• Plus d'un (1) an s'est écoulé depuis la date d'achat.

• L'appareil a été endommagé ou cassé à cause d'une mauvaise utilisation ou d'une utilisation impropre.

• Il y a eu une manipulation brutale ou de l'eau ou des dégâts chimiques ou que le sceau ou le boitier de l'appareil sont brisés.

• Court-circuitage des électrodes - Les électrodes ne doivent pas être directement en court-circuit (via le métal, les liquides hautement conducteurs, etc.) alors que l'appareil est allumé. Cela pourrait entraîner des dommages à l'appareil.

• Les dommages de chocs électrostatiques puissants dans les électrodes peuvent endommager l'appareil alors qu'il est allumé ou éteint.

• De violentes vibrations peuvent endommager les composantes et réduire l'efficacité du dispositif.

• Dommages aux ports accessoires en raison de connecteur d'accessoires d'électrodes mal inséré.

**Pour obtenir plus d'informations sur
nos produits, accessoires et services**

Communiquer avec nous :

**Énergie de la Science Inc.
7658 Boul. St-Martin Ouest
LAVAL, Québec, CANADA, H7X 1A5**

Ligne sans frais :   1-877-969-3721
Bureau :   450-969-3721

Skype : Carl.Berthelette

Courriel :   info@NRJ3.com

Site WEB :   www.NRJ3.com

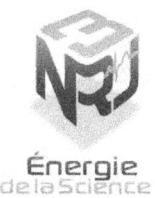

Énergie
de la Science